Td $\frac{108}{43}$

NOTES

SUR

LES ANGINES DIPHTÉRITIQUES

(ANGINES COUENNEUSES DES AUTEURS)

MÉMOIRE

LU A LA SOCIÉTÉ DE MÉDECINE ET DE CHIRURGIE DE LA ROCHELLE

DANS LES SÉANCES D'AVRIL ET MAI 1869

PAR

H. TOUTANT

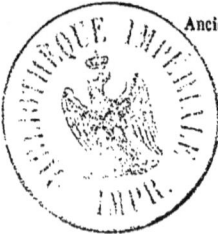

Ancien Chirurgien de la Marine militaire, Médaille d'honneur 1849,
Docteur en Médecine, Docteur en Chirurgie
de la Faculté de Paris, etc.

LA ROCHELLE

IMPRIMERIE DE Mme Z. DROUINEAU

Rue de la Grosse-Horloge, 6

1870

NOTES

SUR

LES ANGINES DIPHTÉRITIQUES

ANGINES COUENNEUSES DES AUTEURS

MESSIEURS ,

Lorsque nous avons proposé de mettre à l'ordre du jour
la question des angines diphtéritiques, nous venions de
lire une communication de M. Cambrelain à l'Académie
royale de Médecine de Belgique (20 septembre 1868,
insérée aux n°ˢ des 15 et 28 février 1869 du Bulletin de
thérapeutique).

Considérant qu'il est du devoir de tout praticien convaincu, de ne pas laisser s'accréditer les erreurs, qu'avec

un talent digne d'une meilleure cause, ce savant est venu exposer à la tribune belge, nous nous proposons :

1° De réfuter les arguments présentés à l'appui de sa thèse ;

2° De donner un résumé succinct des travaux les plus récents sur la question qui nous occupe ;

3° D'exposer le traitement qui nous a paru le mieux réussir dans les diverses épidémies dont nous avons été témoin.

Nous terminerons en faisant appel aux lumières des divers Membres de notre Société, dont l'opinion aura d'autant plus de valeur, qu'il en est plusieurs qui peuvent la baser sur une pratique active de près d'un demi-siècle.

Peut-être réussirons-nous à l'aide de ces documents, sinon à élucider complètement la question, du moins à établir pour l'avenir dans notre circonscription, quelques données un peu plus précises que celles dont les journaux de médecine se font l'écho.

Les praticiens qui ne peuvent se baser sur leur expérience, verront peut-être cesser l'hésitation bien naturelle à laquelle ils sont en proie, lorsqu'ils voient vanter et condamner à tour de rôle, telle ou telle médication.

De temps en temps surgit à l'horizon un nouveau remède, infaillible d'après son auteur, et n'apportant le plus souvent que déceptions à ceux qui veulent l'expérimenter.

Cet état de choses est d'autant plus fâcheux en temps d'épidémie, que le tâtonnement n'est pas possible ; avant d'avoir employé la centième partie des moyens préconisés, les malades nous échappent.

Le discours du savant belge serait certainement très-apprécié des gens du monde, les phrases à effet y abondént, mais quelquefois, pour rendre le style plus coulant, pour éviter la répétition de certains mots, il se sert d'expressions qui n'ont plus cours dans le langage médical de notre époque ; ainsi, pour ne citer qu'un exemple, les mots — fausse membrane, pseudo-membrane, néoplasie, néo-membrane sont pour lui synonymes, et cependant tout le monde sait qu'il n'existe pas de néo-membranes dans l'angine diphtéritique, tous les auteurs modernes — Littré et Robin entre autres — s'accordent à ce sujet, on désigne sous le nom de néo-membranes les productions accidentelles membraneuses qui apparaissent surtout dans les séreuses, ayant une trame analogue à celle de ces tissus et survenant dans des conditions morbides ; les pseudo-membranes de l'angine diphtéritique sont constituées par un simple dépôt de fibrine coagulée, dans lequel se trouvent presque toujours des épithéliums de forme variable : Epithélium pavimenteux à cellules polyédriques, dans les fausses membranes du pharynx et des amygdales; épithélium cylindrique prismatique à cils vibratiles dans celles des fosses nasales, de la trompe d'Eustache, du larynx, etc. On conçoit parfaitement qu'étant donné un fragment de fausse membrane expulsé par un diphtérique, on pourra reconnaître à l'aide des épithéliums qui y adhèrent, s'il provient des voies respiratoires, des amygdales ou du pharynx. L'honorable académicien belge expose quelques considérations générales, sur la nouvelle désignation de diphtérie, donnée par Bretonneau et adoptée par Trousseau et son école.

A ce sujet nous ferons observer qu'il serait à désirer que l'on s'entendît désormais sur les termes à employer, et qu'on laissât de côté l'expression d'angine couenneuse, que quelques écrivains emploient indistinctement pour désigner l'angine diphtéritique limitée à l'arrière-gorge et celle dans laquelle les voies respiratoires sont atteintes ; pour eux, croup et angine couenneuse sont synonymes, de sorte que tel prat'cien est de bonne foi, quand il dit guérir presque tous les cas de croup, il n'a le plus souvent affaire qu'à des angines où le larynx est resté indemne. Tel autre déclare avoir perdu tous ses malades atteints d'angine couenneuse, et probablement chez presque tous, le larynx a été envahi primitivement ou consécutivement.

Pour nous il y a une règle générale, qui ressort de ce que nous avons vu dans plusieurs épidémies et des relations des nombreux auteurs qui ont écrit sur ce sujet.

Pour l'angine diphtéritique, bornée aux amygdales, voile du palais, pharynx, etc., — guérison dans l'immense majorité des cas.

En ce qui concerne l'angine diphtéritique laryngée, s'il y a aphonie complète, — mort dans la presque totalité des cas.

Exceptionnellement, la diphtérie bornée à l'arrière-gorge, même après la disparition des exsudats, peut se terminer par la mort; il nous a été donné d'en observer quelques faits dans ces derniers temps, entre autres, une jeune fille de seize ans à Loiré, deux enfants de quatre et sept ans à Charron et Marans, et un homme de quarante-huit ans dans la Vendée.

Ces malades, dans le cours d'une convalescence qui n'avait jamais été franche, s'affaiblissaient graduellement, étaient pris de lipothymies et de syncopes assez prolongées pour faire supposer aux assistants, qu'ils étaient morts. Un léger œdème du visage, joint à une sorte de paralysie des muscles de la face et à la teinte blafarde occasionnée par la profonde viciation du sang, donnait au facies un aspect spécial, assez difficile à préciser, ayant une certaine analogie avec celui que présentent les chloro-anémiques, et les personnes atteintes de cachexie paludéenne; après deux ou trois jours de cet état, que les toniques et les excitants, qu'on avait de la peine à faire avaler, étaient impuissants à modifier, ils s'éteignaient lentement sans agitation, sans râle; la respiration, à peine sensible, cessait sans qu'on pût préciser le moment où la vie les abandonnait.

L'illustre académicien belge s'élève avec force « contre » la pratique des escharotiques, qui descendit bientôt » dans les couches les plus inférieures du corps médical, » et fut même employée comme moyen préventif. » Il cite M. Bricheteau qui, « dans son opposition à une pra- » tique malheureusement trop générale, fait porter son » argumentation sur l'inutilité des cautérisations, et il la » base :

» 1° Sur les effets complètement nuls des agents en tant » que chimiques, que l'on a proposés pour faire fondre » les exsudats fibrineux de la diphtérite et notamment les » caustiques ;

» 2° Sur l'absence de toute valeur thérapeutique dans » le traitement de l'angine couenneuse et du croup ; »

M. Cambrelain ajoute de son côté :

« 3° Sur les dangers imminents, inévitables dans l'im- » mense majorité des cas, qui résultent de l'application » du caustique dans l'entonnoir pharyngien. »

Nous répondrons que notre honorable adversaire prêche des convertis, en ce qui concerne les acides concentrés ; les escharotiques puissants convenablement employés, ont pu donner de bons résultats à Bretonneau et Trousseau, mais par cela seul qu'ils peuvent occasionner de sérieux accidents, ils sont actuellement bannis de la pratique : dans cette catégorie se trouvent les acides sulfurique, nitrique, hydrochlorique, concentrés, le nitrate acide de mercure, mais il n'en est pas de même du nitrate d'argent, de la teinture d'iode, du perchlorure de fer à trente degrés, de l'acide tannique, du glycéré de soude caustique, etc., etc. ; tous ces agents thérapeutiques appliqués selon les règles de l'art n'ont jamais donné lieu à aucun accident, et de ce qu'ils ne font pas fondre dans le laboratoire, les exsudats diphtéritiques, il n'en faut pas conclure qu'ils ne peuvent modifier d'une manière avantageuse les régions malades, sur lesquelles ils sont appliqués. Il est bien entendu que nous ne voulons parler que des angines diphtéritiques, bornées à l'arrière-gorge; dans celles dites laryngées, surtout lorsqu'il y a infection générale, nous sommes de l'avis des observateurs, qui par expérience, se sont assurés de l'inutilité des cautérisations.

De l'étude attentive des faits, nous avons été amené à reconnaître que la diphtérie n'empoisonne pas toujours l'organisme de la même manière, avec la même intensité; quelle immense différence, en effet, entre les cas où à la suite d'un accès de fièvre on voit apparaître une plaque de quelques millimètres, qu'un vomitif, une seule cautérisation fait disparaître pour toujours, et ceux où les fausses membranes envahissent rapidement, non-seulement l'arbre aérien, mais même les parties dénudées de l'épiderme, vésicatoires, excoriations, etc.!

Viendra-t-on soutenir que ce sont les cautérisations qui, dans ces derniers cas, font naître les fausses membranes? Est-ce l'application du nitrate d'argent sur les amygdales, qui provoque l'apparition des exsudats sur la surface des vésicatoires? Cautérisez, ne cautérisez pas, le résultat sera le même, aussi avons-nous l'habitude de nous abstenir en pareille occurrence, réservant pour le début ou lorsqu'il n'y a pas extension trop grande de l'affection, l'emploi des solutions ou poudres auxquelles on devrait plutôt donner le nom de modificatrices, car employées convenablement, elles sont loin d'agir comme les caustiques proprement dits.

Car bien que la diphtérie soit une maladie générale, si vous laissez les premiers exsudats intacts, le plus souvent, par leur extension, par leur absorption, l'organisme d'abord légèrement atteint, peut dans un temps plus ou moins long, s'imprégner tellement de diphtérie que cette affection, que vous pouviez primitivement enrayer, ne tarde pas à être au-dessus des ressources de l'art. C'est quelquefois avec une extrême lenteur que l'intoxication marche, mais la maladie, quoique pour ainsi dire à l'état latent, n'en continue pas moins son œuvre d'empoisonnement, et bien qu'il y ait tout d'abord absence d'accidents inquiétants, les malades finissent par présenter les symptômes d'une sorte d'asphyxie lente et s'éteignent par suite de la viciation profonde du sang. Dans les épidémies étudiées par nous, presque toujours à côté de personnes gravement atteintes, qui nous faisaient demander plusieurs jours après l'invasion, le larynx étant pris primitivement ou consécutivement, s'en trouvait un plus grand nombre au début de la maladie, chez lesquelles l'enrouement et le changement du timbre de la voix faisaient supposer qu'il existait dans le larynx des produits analogues à ceux qu'on apercevait dans l'arrière-gorge ; le traitement appliqué peu après l'apparition des premiers symptômes, les faisait disparaître tellement promptement que nous en étions à douter de la sûreté du diagnostic.

Nous avouons que les distinctions faites par Trousseau, sont assez rationnelles et séduisantes :

1° Diphtérie laryngée locale sur place sans intoxication, ni préalable, ni consécutive ;

2° Dipthérie locale au début, s'accompagnant plus tard de phénomènes généraux ;

3° Diphtérie généralisée, d'emblée éminemment infectieuse.

Si nous avions à nous prononcer sur la nature de la diphtérie, malgré toute l'autorité de l'éminent Trousseau (qui a été traitée un peu trop cavalièrement par certains pygmées scientifiques), nous admettrions plus volontiers, que dans la diphtérie il y a toujours intoxication préalable, seulement dans certains cas, principalement au début, l'empoisonnement ne se manifeste que par des exsudats peu étendus, mais n'en existe pas moins à l'état latent, bien qu'il y ait absence de phénomènes généraux ; l'organisme serait alors atteint au premier degré ; dans une forme plus avancée, extension des fausses membranes et apparition plus ou moins tardive des accidents généraux, on aurait le second degré ; enfin, dans le troisième degré on pourrait ranger tous les faits où, indépendamment de la tendance des dépôts fibrineux à envahir toutes les muqueuses et même les surfaces dénudées de la peau, les phénomènes généraux se montrent d'emblée ou non, à leur summum d'intensité. De même que dans la plupart des affections infectieuses, choléra, typhus, il est impossible à tout observateur attentif, de ne pas reconnaître dans la diphtérie, des cas légers, graves, et même, ce qui heureusement est plus rare, des cas où les malades sont comme foudroyés par l'intensité de l'infection.

Presque tous les praticiens ont abandonné l'usage de l'acide hydrochlorique et du nitrate acide de mercure. M. Bricheteau, cité par le médecin belge, déclare formellement qu'il n'a jamais vu employer l'acide muriatique à l'Hôpital des enfants. Quant au nitrate d'argent usité généralement en France depuis 1825, il nous permettra de ne pas partager sa manière de voir, les inconvénients reprochés ne résultent que de la manière vicieuse de l'appliquer et ne sauraient infirmer les innombrables faits favorables.

Le cas de mort par spasme du larynx ayant été occasionné par l'acide chlorhydrique, nous ne nous y arrêterons pas plus qu'à l'accident arrivé à Blache et Trousseau, pinceau serré convulsivement entre les dents : et le nitrate d'argent aurait-il occasionné de semblables malheurs, par suite du manque de précautions, que ce ne serait pas une raison pour le répudier. Nous abordons le quatrième accident, dont M. Cambrelain s'avoue l'inventeur et qu'il a créé après avoir été témoin d'un fait unique, qui se serait passé vers 1830 ; le savant praticien de Bruxelles dit, qu'après la cautérisation, l'enfant avait la voix éteinte, il nous laisse ignorer si la voix se faisait entendre avant l'opération ; si son confrère est encore de ce monde, peut-être nous éclairerait-il à ce sujet, du reste tous les médecins s'accordent pour regarder comme un présage de mort, l'aphonie complète dans le cas de diphtérie laryngée, aussi s'abstient-on généralement d'agir.

Nous ferons de plus remarquer à l'illustre académicien, que le nitrate d'argent, employé comme il l'indique, avait nécessairement perdu de sa force ; tout le monde sait que l'eau ordinaire forme un précipité insoluble avec le nitrate d'argent, pour l'éviter on se sert d'eau distillée.

Si d'un autre côté nous jetons un coup d'œil sur les faits d'ingestion accidentelle de nitrate d'argent, épars dans les auteurs, dans aucun nous ne voyons cette mort foudroyante qui, dans l'opinion de M. Cambrelain, serait la suite d'un empoisonnement, nous croyons plus rationnel d'admettre que la diphtérie généralisée en est la seule cause.

L'honorable membre de l'Académie a non-seulement inventé de toutes pièces cet empoisonnement, mais pour le rendre supposable, il en est réduit à expérimenter une manière tout-à-fait fantaisiste d'appliquer la solution caustique : — « Il a pris une baleine armée d'une éponge » longue de vingt millimètres et large de quinze en tous » sens, mais se terminant en une pointe tronquée ; le » poids total de cet instrument, à l'état de siccité parfaite, » étant de un gramme sept centigrammes, l'éponge imbi-

» bée, il pesait trois grammes cinquante-sept centigram-
» mes. Or, porté rapidement dans le fond de la gorge et
» retiré avant le rapprochement des parties qui en for-
» ment le pourtour, ce que je n'obtenais que rarement,
» l'instrument avait perdu quarante centigrammes de son
» poids, mais si par suite de l'indocilité du malade — ce
» qui est incontestablement le cas le plus ordinaire — la
» langue visqueuse vient à vous échapper, alors sa base
» s'élève vers le voile du palais, celui-ci s'abaisse, le
» pharynx se contracte en totalité, l'eau est exprimée de
» l'éponge par cette convulsion physiologique, et l'instru-
» ment reposé a perdu près de deux grammes cinquante
» centigrammes de son poids ; donc une somme égale du
» liquide caustique a coulé dans l'œsophage, la totalité y
» arrive sans doute, car on l'a déposée sur une surface
» déja enduite, imbibée de sucs sécrétoires et visqueux,
» qui abondent dans la gorge. » Si on répète l'opération
sur-le-champ et les jours suivants, ce sera autant de fois
deux grammes cinquante centigrammes de liquide caustique, que l'on fera ingurgiter au petit malade. Étrange
argument ! pourquoi ne pas employer une éponge du
double de volume ? au lieu de cinq grammes on en ferait
ingurgiter dix, à cinq cautérisations par jour, cinquante
grammes, et pendant dix jours cinq cents grammes, ce
serait péremptoire.

Il ne faut plus s'étonner dès lors, si ce respectable praticien, qui affirme n'avoir vu plus de cinq ou six cas de
croup dans cinquante ans de pratique, n'est pas légèrement
abasourdi par les 627 décès par angine couenneuse et croup,
constatés par la Commission médicale d'Anvers, en 1866;
plutôt que d'attribuer à la violence de l'épidémie un sem-
blable résultat, il préfère admettre que ces décès sont la
suite « de la pratique inintelligente des médecins des couches les
plus inférieures du corps médical. »

Ceci est affaire d'appréciation...

Est-ce sérieux ?... Pouvons-nous croire qu'il se rencontre, je ne dirai pas un médecin, mais même un infirmier, qui sous prétexte de cautériser, soit assez naïf pour pratiquer les errements du savant de Bruxelles, et laisser fuser au-delà des parties qu'il veut atteindre, plusieurs grammes de caustique ?

Est-il vraiment nécessaire d'indiquer la manière généralement employée, et que nous voyons le plus souvent mettre en usage? Si c'est une éponge, on a la précaution de la comprimer contre les parois du vase avant de la porter dans la gorge. Nous employons (comme nous le dirons en parlant du traitement) une simple bandelette de linge enroulée autour d'une tige quelconque, nous versons quelques gouttes de solution dans un godet ou autre vase, et, après avoir comprimé légèrement cette sorte de pinceau, nous frictionnons vivement pendant deux ou trois secondes les plaques de diphtérie ; les mucosités qui lubréfient les régions saines prennent presque toujours une teinte blanchâtre qui disparaît en quelques heures; le contact du médicament avec les muqueuses qui avoisinent les exsudats, loin de constituer un danger, paraît plutôt modifier avantageusement les parties atteintes, puisqu'il est d'observation que c'est ordinairement sur un autre point que les pseudo-membranes surgissent de nouveau ; nous pouvons affirmer qu'avec la meilleure volonté possible, on ne peut parvenir à désorganiser les tissus avec les solutions au cinquième ou au quart, même en promenant l'écouvillon près d'une minute sur les surfaces de l'arrière-gorge.

Il y a onze ans, nous avons été témoin à l'île d'Elle (Vendée) d'un fait assez curieux, qui nous a démontré combien étaient peu fondées les craintes que nous avions à cette époque sur l'emploi des préparations de nitrate d'argent.

Le jeune Triou, âgé de quatre ans, dont la sœur venait. de succomber à une atteinte de diphtérie, est pris d'angine tonsillaire diphtéritique. Un jour, sa mère le surprend se badigeonnant lui-même la gorge, ce qu'il faisait en se jouant, plusieurs fois par jour. Après avoir reconnu que la solution au cinquième laissée à sa disposition avait encore assez de force (car l'action de tremper dans la fiole son pinceau imprégné de mucosités avait dû l'affaiblir), nous fûmes très-étonné de l'absence de tout accident et du peu de douleur que cet enfant éprouvait : ce qui s'explique à la rigueur par l'usage prolongé de l'agent médicamenteux qui avait fini par rendre la muqueuse presque insensible. La gorge, examinée peu après cet écouvillonnage peu médical, ne présentait qu'une teinte blanchâtre des parties qui avaient été en contact avec la solution. Cet enfant, âgé aujourd'hui de quinze ans, a été repris en 1864 de diphtérie pharyngée avec paralysie consécutive du voile du palais et du pharynx.

Sans vouloir parler des nombreux faits observés dans notre pays, nous avons pu juger sur nous-même de l'effet que produit la solution au quart. Nous avons en 1841, à Rochefort, au début de nos études médicales, été pris d'une diphtérie tonsillaire, le calomélas et le nitrate d'argent fondu ont été employés.

Il y a quelques années, à la suite d'une opération de trachéotomie faite avec l'aide d'un médecin qui exerce actuellement à Marans, nous avons été atteint de diphtérie tonsillaire pharyngée, qui nous impressionna d'autant plus que notre petit malade venait de succomber le matin du deuxième jour de l'opération.

Le docteur P... a bien voulu nous cautériser plusieurs fois par jour ; nous-même, au milieu de la nuit, devant une glace bien éclairée, nous introduisions le plus profondément possible le pinceau très-chargé du liquide indiqué plus haut, la sensation était très-désagréable, mais très-peu douloureuse ; le perchlorure de fer à 30°, à dose successivement élevée de 60 à 80 gouttes par verre d'eau sucrée, et quelques insufflations de tannin ont complété le traitement.

Le défaut d'appétit que nous avons éprouvé au début, et dont on accuse les caustiques, est plutôt le fait de la maladie que celui du médicament; appliquez une solution de nitrate d'argent sur une personne bien portante, et vous ne verrez pas l'appétit supprimé. Exemple : les cautérisations dans les cas de granulation du pharynx.

Les nombreux faits de guérison relatés dans les auteurs, ceux que nous pourrions citer en parcourant nos notes, ont-ils eu lieu malgré le mode de traitement ?

On peut toujours dire de tout médicament employé avec succès que le malade a guéri malgré son emploi, que sa constitution a résisté, etc.; — mais à quel médecin instruit et ayant quelque expérience ferez-vous croire que le nitrate d'argent peut produire de toutes pièces des fausses membranes ?

Est-ce la cautérisation qui fait périr les malades qui succombent sans avoir reçu de soins médicaux ? — Est-ce elle qu'il faut accuser des affreux ravages des épidémies de l'antiquité, alors que les caustiques étaient, sinon inconnus, du moins tout-à-fait inusités ? Et dans l'épidémie plus récente de Marienwerder (1801-1802), si bien décrite par Maerker, les émollients, les antiphlogistiques, préconisés par M. Cambrelain, formaient la base du traitement, et cependant, dans cette petite ville on enregistrait 75 décès en huit mois. Nous ne voulons pas nous arrêter plus longtemps à réfuter de semblables arguments, il faut les laisser comme fiche de consolation aux Molière et aux Montaigne du dix-neuvième siècle, les engageant fort, s'ils sont pris comme Montaigne, d'esquinancie épidémique, à ne pas l'imiter. *

Notre auteur belge n'y va pas de main morte : « Après
» s'être souvent demandé, avec une très-grande disposition
» à résoudre la question par l'affirmative, si la pratique
» inintelligente des cautérisations, appliquée le plus sou-
» vent avec une grande maladresse, ne devait pas être ac-
» cusée de créer de toutes pièces la membrane fatale
» contre laquelle on redouble ensuite d'efforts sans changer
» de moyens ; »

Il ajoute un peu plus loin : « Un des coryphées de la secte
» n'ouvrit-il pas la trachée-artère et n'osa-t-il pas porter
» par cette ouverture le caustique jusqu'aux bronches, au
» moyen d'une sorte d'écouvillon ; — qui a cru à la réalité
» des succès annoncés ?

» Pratiquez une telle opération sur un sujet parfai-
» tement sain, et dites-moi combien de chances il y aura
» pour lui d'en réchapper. »

L'éloquent académicien belge est libre de mettre en doute la bonne foi des opérateurs qui ont été assez heureux pour sauver quelques malades dans un état désespéré, en portant le pinceau ou écouvillon sur la trachée et en favorisant l'expulsion des fausses membranes après la trachéotomie ; mais si on ne peut lui donner la satisfaction de faire cette opération sur une personne bien portante, nous pouvons lui proposer pour sujet de méditations le beau travail de M. Guyon, agrégé et chirurgien de l'hôpital Necker (*Dictionnaire encyclopédique des sciences médicales*). Sur 143 faits de corps étrangers dans le larynx, il y a eu 45 opérations, 31 guérisons, 14 morts. Trousseau

---

* Montaigne est mort d'une esquinancie, à l'âge de soixante ans, en 1592, seize ans environ après les premiers travaux modernes sur les angines épidémiques ; il ne voulut pas permettre qu'on fît venir un médecin.

avait déjà, en 1852, à l'Académie de Médecine (30 novembre 1852), cité 96 cas d'opération, 71 guérisons, 16 morts.

M. Aronsohn relate sur 62 opérés, 50 guérisons, 12 morts. M. Bourdillat (*Gazette médicale*, 1868) parle de 92 guérisons sur 131 cas. Dans la plupart de ces faits, les corps étrangers, ayant séjourné plus ou moins longtemps dans le larynx, avaient certainement occasionné plus de désordres que ne pourrait le faire l'introduction, selon les régles de l'art, d'un écouvillon légèrement imbibé de la solution classique, et cependant 70 personnes sur 100 ont pu être arrachées à une mort certaine. Du reste, comme nous aurons occasion de le redire, les avantages de la trachéotomie sont reconnus par presque tous les praticiens. Dans un autre passage du mémoire que nous combattons, « voyons, » dit l'auteur, si l'histoire des derniers siècles et celle de » notre époque ne nous fourniront pas des faits capables » de fixer les convictions. La première épidémie qui soit » à notre connaissance apparut en Europe en 1610, 1620, » se renouvela en 1650, 1746, 1752. Pendant ces épidémies » quelques médecins ont essayé l'acide muriatique ; si les » résultats avaient répondu à leur attente, cette méthode » ne serait pas restée dans l'oubli pendant plus d'un » siècle et Bretonneau n'eût pas été obligé de la ressus- » citer. » Les souvenirs de M. Cambrelain se ressentent de ses cinquante ans de pratique, il oublie que les livres hippocratiques (*Aphorismes*) parlent de l'affection qui nous occupe, et qu'il y a dix-huit cents ans, Arétée a donné une bonne description d'une terrible épidémie (ulcère syriaque) que les savants modernes s'accordent à regarder comme identique aux diverses épidémies observées dans ces derniers temps ; il oublie Baillon en 1576 et Bierdumphal en 1598.

Si les auteurs qui les ont suivis, Portugais, Espagnols, Napolitains, ont parlé de cette affection, elle ne fut bien étudiée qu'à dater du Hollandais Severino Marc-Aurèle

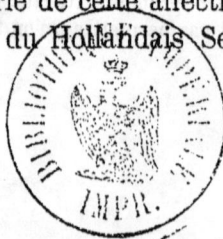

(1724), qui le premier fit une autopsie et trouva la muqueuse du larynx tapissée d'une fausse membrane. Que quelques auteurs aient recommandé l'acide sulfurique, 30 ou 40 gouttes dans une once de miel, comme Reil et autres, ou des acides à dose plus concentrée, comme Marteau de Grandvilliers, cela ne prouve rien contre le nitrate d'argent qui, depuis 1825, n'a cessé d'être employé avec succès par des milliers de praticiens.

M. F. Bricheteau, dont M. Cambrelain se plaît à emprunter les opinions qui paraissent favorables à sa manière de voir, termine son article du *Bulletin de thérapeutique* par les lignes suivantes, qu'on ne saurait avoir trop souvent présentes à l'esprit :

« Traiter exclusivement les manifestations locales diph-
» tériques par la médication topique employée sous
» toutes les formes les plus variées, solide, liquide et ga-
» zeuse, favoriser l'expulsion des exsudats fibrineux par
» la médication vomitive et surtout combattre l'intoxica-
» tion générale par une médication topique et parfois sti-
» mulante.

» Nous ne saurions trop insister sur l'emploi de la mé-
» dication topique astringente, quel que soit l'agent em-
» ployé, alun, tannin, nitrate d'argent pulvérisé, etc.;
» elle n'est nullement douloureuse, ce qui permet de la
» répéter plusieurs fois par jour, toutes les deux heures
» par exemple, comme cela se pratique avec les insuffla-
» tions de tannin et d'alun. »

M. F. Bricheteau évite de prononcer le mot de caustique, mais il préconise le nitrate d'argent en poudre qui est doué d'une énergie supérieure à la dissolution.

Nous croyons avoir suffisamment démontré le peu de fondement des assertions du savant médecin de Bruxelles, qui, s'il est dans le vrai en rejetant comme tout le monde les acides concentrés, nous parait s'être trompé en accusant le sel d'argent d'empoisonner les malades, de provoquer la formation des fausses membranes contre lesquelles on l'emploie.

Nous allons dire un mot des travaux publiés dans ces derniers temps, puis nous indiquerons les moyens thérapeutiques qui nous paraissent les meilleurs.

Parmi les savants étrangers, nous voyons un médecin américain, M. Macferlane, qui exerce dans l'Ohio, se louer de l'emploi de l'eau froide dont il se sert depuis 1843.

Ce mode de traitement ne paraît pas devoir être adopté par la majorité des praticiens, il est difficile d'admettre que les affusions froides puissent remédier à la profonde atteinte portée à l'organisme par la diphtérie; d'un autre côté, l'action du froid, dans certaines conditions, peut déterminer de sérieux accidents dans les voies respiratoires.

M. Kuhn, de Strasbourg, a publié un cas de guérison, dans lequel il a eu recours aux compresses d'eau froide, concurremment avec les cautérisations de nitrate d'argent; pour diagnostiquer les fausses membranes du larynx, il s'est servi du laryngoscope. Cet instrument, que M. Lasègue regarde dans son *Traité des angines* comme d'un usage assez facile, ne nous paraît pas pouvoir être employé chez des enfants en bas-âge, nous n'avons pu réussir dans deux cas chez des enfants de deux et quatre ans; chez quelques autres plus âgés et chez certains adultes à isthme de la gorge d'un diamètre peu étendu, que venait encore diminuer l'engorgement des tissus, les muqueuses étant très-phlogosées, nous n'avons pas même cherché à approcher le miroir laryngien de l'orifice de la glotte. Comme tout le monde, nous avons constaté d'assez nombreuses variétés de conformation; dernièrement à l'île d'Elle (Vendée), la fille du sieur Ferrand, entrepreneur, nous consulta pour une affection, que toutes les médications étaient impuissantes à modifier: en se regardant dans une glace, elle apercevait au fond de la gorge une plaque jaunâtre qu'elle s'obstinait à cautériser.

Cette jeune personne, âgée de 18 ans, très-intelligente, était devenue morose, mélancolique, et se croyait atteinte d'une affection incurable ; nous avons eu beaucoup de peine à lui persuader que ce qu'on voyait très-nettement, lorsqu'elle tirait la langue, même sans effort, n'était autre chose que l'épiglotte.

La glace, tant vantée par un médecin de la Havane, n'a pas empêché de succomber les malades auxquels nous l'avons administrée l'été dernier.

M. Luithlen, chirurgien de district à Ahringen, résumant le traitement des angines diphtéritiques, cite la liste des substances qui lui paraissent les meilleures (*Journal des connaissances médicales et chirurgicales*, août 1866) :

1° Sulfate de cuivre, de préférence au tartre stibié ;

2° Calomélas ;

3° Sublimé, 0,06 pour 120 grammes d'eau distillée et blanc d'œuf n° 1 par cuillerées à café toutes les heures chez les enfants de deux à trois ans et cuillerées à crème jusqu'à sept ans : deux cas de guérison, conjointement avec les frictions mercurielles ;

4° Eau de chaux topiquement, fréquemment ;

5° Nitrate d'argent au huitième ;

6° Brome et bromure de potassium intérieurement et extérieurement ;

7° Tannin, inhalations non essayées par l'auteur ;

8° Frictions de steppulen (onguent mercuriel, opium, extrait lubaique) ;

9° Formule de Zimmermann, composée de :

Iode . . . . 12 grains.
Alcool rectifié . . . . . 125 grains.

Iodure de potassium .   4 grains.
Bromure   idem. . .   2 grains.
Eau distillée. . . . . .   15 grains.

Huit badigeonnages par jour.

M. Barbosa, professeur à la Faculté de Lisbonne, a employé les fleurs de soufre; il cite quelques observations
d'angine diphtéritique localisée à la gorge, il recom-
mande de saupoudrer largement les parties affectées et
de renouveler les insufflations toutes les trois ou quatre
heures. Dix-huit faits sur enfants et adultes observés par
divers médecins de Lisbonne, qui n'ont eu que des succès
à enregistrer, viennent démontrer sinon l'infaillibilité de
la méthode, du moins le peu de danger de son emploi
dans les cas analogues.

M. Guillon : insufflations de nitrate d'argent très-sec à
la dose de cinq centigrammes,—guérison dans la laryngite
pseudo-membraneuse ; il a déposé un pli cacheté à l'Académie de Médecine en 1828 (*Gazette des hôpitaux*, 7 avril
1866).

M. Moutet, professeur à Montpellier, confirme le dire
de M. Guillon. Sur quatre enfants atteints de laryngite
pseudo-membraneuse, trois guérisons ; pour le quatrième,
les insufflations n'ont été employées qu'à la période ultime.

M. Moutet, ne regardant pas la maladie comme pure-
ment locale, a employé divers moyens internes, ipéca,
chlorate de potasse, perchlorure de fer.

Un de nos collègues, M. le docteur Meyer, nous a dit
l'année dernière s'être très-bien trouvé du mélange à
parties égales de soufre, tannin et alun. Un autre confrère,
le docteur Hamon, a publié dans l'*Abeille médicale* une
observation d'angine pseudo-membraneuse survenue dans
le cours d'une scarlatine ; imitant en cela M. le docteur

Phelippeau, de Saint-Savinien, qui en avait obtenu de bons résultats, il a essayé l'eau de chaux qui a promptement amené la disparition des fausses membranes. Il a prescrit un badigeonnage toutes les deux heures depuis le 28 septembre, le 3 octobre il ne restait plus que de profondes altérations sur les amygdales, ulcérations résultant des fausses membranes qui les avaient tapissées. Notre collègue est en opposition, pour ce fait d'ulcérations, avec la plupart des auteurs qui affirment qu'il n'y a pas de traces d'ulcères sous les fausses membranes, l'épithélium est sain.

Nous croyons inutile de rappeler que dans les expériences de laboratoire faites par MM. Adrian et Bricheteau, l'eau de chaux est un des agents qui a le plus promptement fait dissoudre les exsudats diphtéritiques.

M. le docteur Dureau a publié dans le *Bulletin de thérapeutique*, septembre 1868, un fait de guérison par l'acide lactique 5 grammes, eau 100 grammes, d'après la formule des auteurs précédemment cités.

M. Abeille, dont la haute position médicale offre toutes garanties, a publié dans la *Gazette des hôpitaux*, octobre et novembre 1868, plusieurs articles, dans lesquels il insiste sur la valeur des vapeurs humides de sulfure de mercure ; il cite sept observations :

1re observation. Diphtérie naso-pharyngo-laryngée.

Cas grave venant à se compliquer de rougeole, vomitifs répétés, vaporarium, guérison.

2e obs. Cas léger de croup pharyngo-laryngé, guérison.

3e obs. Croup morbilleux à l'invasion de la rougeole, voix éteinte, mort.

4e obs. Croup laryngien, guérison, la mère qui est Anglaise a fait vomir immédiatement, pas de voix éteinte.

5e obs. Angine pseudo-membraneuse, guérison.

6ᵉ obs. Angine pseudo-membraneuse du septième jour de la scarlatine, six ans, guérison.

7ᵉ obs. Diphtérie glosso-pharyngée, trente ans, guérison.

En tout, quatre observations de diphtérie laryngée, trois guérisons sur quatre, ce que nous regardons comme un très-beau résultat. Les vomitifs ne sont-ils pour rien dans les suites de ce traitement? Pour nous, le sulfure de mercure n'a nullement influé sur les guérisons, c'est à la vapeur d'eau, aux vomitifs et aux toniques qu'il faut les attribuer.

M. Bastard, de Pézénas, dans le numéro du 30 octobre 1867 du *Bulletin de thérapeutique*, affirme que le sulfure de mercure ne se vaporise pas dans l'eau bouillante, il en a fait l'expérience avec une cornue. Ayant employé la vaporisation dans un cas, les fausses membranes existaient encore le cinquième jour, la trachéotomie a dû être pratiquée.

M. F. Bricheteau s'est aussi assuré par des expériences de laboratoire qui nous paraissent concluantes, que le sulfure de mercure, complètement insoluble, ne se volatilise pas.

Nous arrivons à un travail remarquable dû à la plume d'un professeur de la Faculté de Paris, *Traité des angines*, de Ch. Lasègue, 1868.

L'auteur, dans l'introduction, dit que « l'histoire des » angines n'a épuisé ni la curiosité, ni le zèle des observa- » teurs; en dehors des traités généraux de pathologie et » de quelques monographies peu nombreuses, il n'existe » pas un seul livre consacré à l'étude des maux de gorge. » L'érudition occupe par conséquent une place plus que » restreinte, et il doute que parmi les maladies commu- » nément observées, on en trouve de plus fréquentes et » de plus pauvrement dotées que les angines.

» Il en excepte le croup, et c'est justement parce que
» les affections diphtéritiques ont été et seront toujours
» l'objet d'études profondes, spéciales, incessantes, qu'il
» a cru devoir les éliminer de son livre, ne voulant ni
» écrire une nouvelle monographie de la diphtérie, ni
» lui consacrer quelques chapitres d'une insignifiante
» brièveté. »

Après cet exposé, nous ne nous attendions guère à
trouver dans ce livre des données sur l'affection qui fait
l'objet de ces notes, c'est cependant ce qui résulte pour
nous de l'étude attentive du chapitre consacré à l'angine
diphtéroïde.

« M. Lasègue a, de parti pris, refusé d'ouvrir un cha-
» pitre distinct aux angines gangréneuses, ulcéreuses,
» couenneuses, etc... Ce n'est pas qu'il conteste l'existence
» des lésions décrites sous ces dénominations tradition-
» nelles, mais il croit qu'on rend à la pathologie un détes-
» table service toutes les fois qu'on prend un des temps
» d'une lésion morbide pour en faire la caractéristique
» d'une espèce morbide.

» Toute angine, quelle que soit sa nature, peut chez un
» sujet prédisposé se terminer par le sphacèle ; toute an-
» gine éruptive peut également donner lieu à une exsuda-
» tion couenneuse ou à une ulcération ; toute lésion qui
» survient ainsi, ou par accident, ou en vertu d'une apti-
» tude individuelle, ne saurait dans aucun cas imposer
» son nom à la maladie. »

Le savant professeur, après avoir dit qu'il voulait
laisser de côté les angines diphtéritiques, ajoute : « J'ai
» cru avoir le droit et presque le devoir de détacher de la
» diphtérie l'angine diphtéroïde, d'en exposer les prin-
» cipaux caractères et de donner la sanction d'une étude
» clinique à cette variété, qu'il lui semble nécessaire d'en-
» visager isolément. »

Nous n'avons pas la prétention de juger l'œuvre considérable de M. Lasègue, dont la lecture pleine d'intérêt nous a beaucoup appris.

Nous sommes persuadé que les personnes plus compétentes qui en feront l'analyse, n'auront que des éloges à adresser à l'auteur. Nous n'osons cependant affirmer que toutes les opinions de ce savant, en ce qui concerne notamment les angines rhumatismales, auront l'assentiment général ; mais ce n'est pas ici le lieu de développer notre manière de voir à cet égard, nous nous contenterons d'apprécier le chapitre qui a trait à notre sujet. Dans les quarante et quelques pages que ce professeur consacre à l'étude de l'affection à laquelle il impose provisoirement la désignation nouvelle de diphtéroïde, nous avons vainement cherché , dans les divers symptômes , dans la marche et la durée de cette maladie, quelque différence assez notable pour justifier la création du médecin de l'hôpital Necker. Nous restons convaincu que le chapitre consasacré à la diphtéroïde n'est autre chose que la description de la diphtérie étudiée dans ses manifestations sur les muqueuses de la gorge jusqu'à l'orifice de la glotte exclusivement.

Après avoir exposé les opinions de Home , Bretonneau et Trousseau , il ajoute que pour lui la diphtérie , « caractérisée par une fausse membrane résistante et plus ou » moins envahissante, doit représenter tout au plus dans la » vague nomenclature de la nosologie, un genre qu'il est » indispensable de décomposer en espèces , et que plus » on établira de divisions et de subdivisions justifiées , » plus on rendra de service à la pratique.

» Le croup dont il importe de conserver à la fois l'individualité et la nomenclature , expression extrême de la » diphtérie , représente une de ces divisions imprescriptibles et définitivement acquises.

» La diphtéroïde, s'il est permis d'élargir l'acceptation
» du mot, est à un moindre degré, avec des contours
» moins précis, un type à séparer; on y retrouve la fausse
» membrane qui caractérise le genre, mais ni la marche,
» ni la durée, ni les symptômes locaux et généraux ne
» sont ceux des affections croupales vraies. Si comme la
» presque totalité des médecins modernes s'accordent à le
» dire, le mot croup est synonyme de laryngite pseudo-
» membraneuse, on ne peut trouver dans la diphtérie,
» qui n'a pas envahi le larynx, la marche, la durée, les
» symptômes des affections croupales vraies.

» L'angine, ajoute M. Lasègue, que je désigne sous le
» nom de diphtéroïde, n'est donc pour moi qu'un mode
» spécial de la diphtérie ; d'un côté elle confine aux maux
» de gorge les plus bénins, mais de l'autre elle touche
» aux formes croupales les plus graves. C'est elle qui
» donne surtout occasion aux erreurs de diagnostic, c'est
» sous sa rubrique qu'on doit enregistrer tant de cas de
» guérison du croup obtenus par les moyens héroïques. »

Suit la symptomatologie qui, pour nous, comme pour
la plupart des observateurs, n'est que la reproduction des
symptômes de l'angine couenneuse des auteurs, des variétés de dipthérie tonsillaire, palatine, pharyngée, etc.
Nous ne pouvons considérer comme une différence, la description donnée par l'illustre professeur: « membrane
» épaisse, opaline plutôt qu'absolument opaque, elle a
» par places, et rarement dans toute son étendue, l'aspect
» de la fibrine demi-translucide rosée. »

La plupart de ces caractères ont été indiqués par les
auteurs anciens, Guersent père, dans ses éditions de 1821
et 1834, par la plupart des observateurs modernes ; nous-
même, les avons notés quoique rarement.

Presque tout le monde s'accorde sur les variétés d'aspect

que présentent les fausses membranes, suivant l'époque de leur apparition et la région qu'elles occupent.

La marche, la durée de la maladie ne peuvent, suivant nous, être prises en sérieuse considération, elles sont trop variables dans les diverses épidémies.

Passant à la pathogénie, il lui paraît certain que la diphtéroïde peut se développer spontanément, et est également susceptible de se transmettre par contagion, mais d'une manière peu active.

M. Lasègue cite quelques observations, entre autres deux qu'il considère comme types : l'une représente un cas d'une intensité moyenne et de la forme la plus commune, l'autre répond à l'espèce maligne qui offre d'ailleurs de nombreuses variétés individuelles.

La première observation qu'on doit considérer, d'après l'auteur, comme un exemple de la variété la plus adoucie d'angine diphtéroïde s'est prolongée du 16 décembre au 30 du même mois ; dans la deuxième qui représente l'espèce la plus grave, le malade atteint le 27 octobre est mort le 27 novembre, une heure après avoir été trachéotomisé.

Nous remarquons que dans ces deux observations, on a employé uniquement les cautérisations avec des agents variés ; le deuxième malade a pris seul une solution au sulfate de cuivre le jour de la mort, les vomissements n'ont pas même produit de soulagement passager.

Pour nous ces deux faits représentent exactement deux cas de diphtérie bornée à l'arrière-gorge, dans lesquels nous employons concurremment avec les caustiques, les vomitifs et les insufflations.

« Le traitement de l'angine diphtéroïde comprend, dit M. Lasègue, deux ordres d'indications : les unes locales, les autres générales. »

Localement, il ne saurait trop fixer l'attention sur la nécessité d'enlever le plus possible des fausses membranes. Il rappelle que cette extirpation est difficile et demande autant de patience de la part du médecin que du malade ; l'extirpation se fait à l'aide de pinces à torsion ou de pinces à pansement, les secondes sont en général d'un meilleur emploi, etc., etc.

Si on n'a pas eu soin de détacher les fausses membranes, les remèdes topiques n'agissent pas sur les parties qu'elles revêtent et ne modifient en rien l'état des plaques pseudo-membraneuses. Leur action ne s'exerce que sur les portions de la muqueuse relativement saine. M. Lasègue met en première ligne le perchlorure de fer, en deuxième la teinture d'iode et en troisième le nitrate d'argent ; il insiste sur le traitement général.

M. Jules Simon, dans un article sur le croup publié depuis notre dernière lecture *(Dict. de méd. et chir.*, t. x), blâme la pratique des cautérisations ; bien que plus modéré dans son appréciation, il reproduit presque intégralement les arguments de M. Cambrelain ; il paraît même mettre sur la même ligne, quant aux effets produits, le nitrate d'argent et l'acide chlorhydrique, ce que nous ne pouvons admettre.

Nous ne répéterons pas ce que nous avons dit à ce sujet, et nous attendrons M. J. Simon à une deuxième édition.

Le jus de citron préconisé par l'auteur ne nous a donné aucun bon résultat.

Il se résume et dit de l'ensemble de toutes les méthodes, qu'on est arrivé aujourd'hui à conseiller :

1° Vomitifs, de préférence l'ipéca trois fois au plus par jour ;

2° D'heure en heure, potion au chlorate de potasse, perchlorure de fer ;

3° On soutient les forces avec des bouillons , on calme la soif avec des tisanes émollientes chaudes ;

4° Si le pharynx est le siége des fausses membranes, on se contente de les toucher avec du jus de citron , avec du vin aromatique , de l'alun ou du borax.

M. le docteur Raud, de Luçon, dans le numéro du *Bulletin de thérapeutique* du 30 avril 1869 , s'élève avec force contre les médecins qui viennent mettre en question les méthodes les mieux éprouvées. Ce praticien distingué , après trente ans d'expérience, reste partisan du nitrate d'argent.

TRAITEMENT

Peut-on adopter une formule invariable quant à la dose et au mode d'emploi ? Evidemment non , on ne peut dire telle solution devra toujours et pour tous les cas être employée à telle dose, tant de fois par vingt-quatre heures, car bien que tous les faits de diphtérie se ressemblent et que toutes les observations publiées paraissent calquées les unes sur les autres , il est cependant des différences , des variétés que le médecin , au lit du malade, peut seul apprécier. La force de la solution , la fréquence des applications , le nombre des insufflations seront donc subordonnés à l'intensité des accidents ; quelquefois un seul vomitif pourra suffire , plus souvent on est obligé d'y revenir plusieurs fois dans les vingt-quatre heures. Nous n'abuserons pas de vos moments en relatant des observations qui n'ont rien de neuf, nous n'avons remarqué aucune différence entre les diphtéries des bassins de la Sèvre et de la Vendée, et celles des vignobles de l'Aunis. Les malades, observés dans les marais qui avoisinent la mer,(*) ressemblaient de tout point, quelle que fût la saison, à ceux soignés dans les moulins situés sur les coteaux de l'île d'Elle (Vendée), et de Vérines (Charente-Inférieure); l'élément paludéen ne paraissait modifier en rien la maladie.

On peut, même en temps d'épidémie, commettre des erreurs de diagnostic, qu'un examen plus attentif permet de rectifier.

Quelquefois les produits caséeux, pultacés, qui recouvrent en couches plus ou moins épaisses les amygdales, font supposer l'existence d'une diphtérie; mais en râclant avec le manche d'une cuiller cette sorte d'enduit peu adhérent, on aperçoit la muqueuse d'un rouge plus ou moins vif, mais non saignante, comme il arrive lorsque l'on parvient à détacher quelque fragment de fausse membrane de formation récente.

M. Lasègue, dans son traité, indique un moyen infaillible; il a, dit-il, « noté, en insistant de parti pris sur ce » point, le signe de l'éruption herpétique située à l'orifice » des cryptes tonsillaires, tandis que la couche caséeuse » de seconde formation occupe les surfaces saillantes; » grâce à cette disposition, si on réussit à enlever la » pseudo-membrane, on retrouve au moins les traces des » vésicules qui caractérisent la maladie et qui sont pré- » servées parce qu'elles siégent dans les fossettes des » amygdales. »

La maladie étant bien reconnue, nous faisons de suite une application de perchlorure de fer ou mieux de nitrate d'argent, en nous servant d'une tige à l'extrémité de

* Les angines qui existaient dans ces contrées, il y a plus de cent ans, avaient la plus grande analogie avec celles que nous soignons en ce moment à Charron, si nous en croyons la relation de Dupuy de Laporcherie (*Abrégé historique sur le mal de gorge épidémique qui a régné à Charron pendant l'été de 1762*). — *Journal de médecine*, t. XVIII, p. 496.

laquelle est enroulée une bandelette de linge qui la dépasse de quelques millimètres, nous frictionnons vivement deux ou trois secondes les parties atteintes, et si les fausses membranes se détachent en faisant opérer un mouvement de rotation à cette sorte de pinceau ou écouvillon, nous mettons la partie encore imprégnée de solution en contact avec les surfaces dénudées. Nous évitons, par ce moyen, de fatiguer le malade par la double introduction d'un écouvillon sec pour détacher les productions morbides et du même instrument chargé de caustique. Pour être plus sûr d'avoir un médicament actif, nous ajoutons, au moment de l'employer, un gramme de nitrate cristallisé à quatre ou cinq grammes d'eau distillée. Nous faisons généralement deux ou trois applications par vingt-quatre heures, tant qu'il existe des produits morbides; une demi-heure après, nous administrons un vomitif et quelques heures plus tard, nous procédons, s'il y a lieu, aux insufflations de tannin soit pur, soit mélangé de parties égales de carbone, plus ou moins fréquentes selon les indications, mais en mettant toujours un intervalle de trois heures entre chaque.

Chez les enfants indociles, avec lesquels il faut engager une sorte de combat, nous nous sommes très-bien trouvé de l'emploi d'un pinceau mouillé, roulé dans le tannin et introduit le plus profondément possible.

Nous ne pouvons être de l'avis des praticiens qui prétendent, l'un qu'il est facile d'examiner le larynx avec le laryngoscope, l'autre qu'on peut assez facilement aller détacher avec une pince les fausses membranes des amygdales et du pharynx.

Le plus souvent, nous avons de la peine à introduire lestement le pinceau, aussi pouvons-nous affirmer que l'exemple de ces confrères ne pourra être imité que chez les adultes.

Le tannin agit-il autrement que comme astringent, en *tannant* pour ainsi dire les pseudo-membranes, en modifiant les muqueuses saines de telle sorte que les produits diphtéritiques n'ont pas de tendance à s'y fixer? Nous sommes assez disposé à résoudre la question par l'affirmative, il y a certainement absorption d'une partie du tannin insufflé, et il ne nous répugne pas d'admettre qu'il agit favorablement sur l'économie, surtout si nous en jugeons par les bons effets que nous avons obtenus de l'emploi du tannin et du carbone dans les affections typhoïdes.

Sous l'influence du tannin, les fausses membranes prennent plus de consistance; il s'opère une sorte de rétraction qui diminue leur volume; dans la trachée, dans les grosses bronches sur lesquelles elles se moulent, les insufflations paraissent les empêcher de s'enrouler sur elles-mêmes, leurs parois ayant moins de facilité à se mettre en contact, l'air a moins de difficulté pour arriver dans les poumons, par suite l'asphyxie est moins à craindre.

Chez une dame Simoneau, âgée de cinquante ans (habitant actuellement Bairy-Chapon, commune de Charron), soignée il y a une dizaine d'années avec le docteur Raud, de Luçon, et que nous jugions perdue, un tube de sept à huit centimètres de long et de cinq à six millimètres de diamètre, fut expulsé à la suite d'une quinte de toux. Lorsqu'on nous présenta le lendemain ce tuyau pseudo-membraneux, nous pûmes constater sur sa face interne des traces de tannin; les parois étaient assez fermes, pour que l'idée d'en faire un tube à insufflations pût venir à l'esprit.

Nous engageons les malades à laisser s'écouler un certain temps, une demi-heure, après l'insufflation, avant de prendre la potion au perchlorure de fer, à la dose progressivement croissante de trente, quarante, cinquante gouttes et plus, par cent vingt-cinq grammes d'eau distillée; ayant avalé jusqu'à quatre grammes par verre d'eau, nous n'avons éprouvé aucun accident. C'est ce qui nous a engagé à la conseiller aux personnes qui soignent les malades et ceux qui habitent les foyers d'épidémie. Les lavages, gargarismes, injections avec la canule de Guersant, que nous faisions dans ces derniers temps, avec une solution d'alun ou de chlorate de potasse, ont été remplacés depuis peu par l'eau de chaux; une seule malade a accusé de vives douleurs après l'emploi de ce topique. On a l'habitude de faire les insufflations, soit avec un tube, soit avec un roseau; M. Guillon a inventé un insufflateur en caoutchouc que tout le monde connaît, avec lequel le malade peut projeter lui-même le médicament.

Tout récemment, M. le docteur Gellé a présenté à l'Académie, un instrument servant à la fois d'abaisse langue et d'insufflateur; il est assez commode, mais les petits orifices se bouchent très-facilement lorsqu'on emploie le tannin. Nous vous avons montré ces divers intruments et le morceau de bois qui nous sert d'abaisse langue et d'insufflateur. C'est une simple lame de bois de vingt-cinq centimètres de long, juste assez épaisse pour permettre de la percer dans le sens de sa longueur, avec un fer rouge de cinq à six millimètres jusqu'à l'extrémité pharyngienne, qui est elle-meme trouée de petits orifices sur toutes ses faces et dont on peut obstruer à volonté une partie.

Cet instrument a l'avantage de ne pas coûter vingt-cinq centimes, chaque malade peut avoir le sien, un petit soufflet en caoutchouc lui permet de se servir de cet instrument sans le secours d'un tiers. Celui du docteur Gellé, magnifique, élégant, très-commode, a le tort de coûter vingt-cinq francs; en temps d'épidémie, dans nos campagnes, nous ne pouvons en offrir un à chaque client.

3

Nous complétons le traitement par une bonne alimentation et l'usage du vin coupé avec l'eau de Seltz ou de Vichy, — tout le monde sait que la diphtérie est très-rare dans le bassin de l'Allier ; M. Willemain, inspecteur-adjoint, en treize années de séjour, l'été, n'a pas vu de diphtérie ; M. Petit, en vingt ans, l'été, n'en a pas vu un seul cas.

Un air fréquemment renouvelé et l'oxigène à doses modérées, nous semblent d'un emploi rationnel, surtout dans les cas de diphtérie généralisée où le sang vicié paraît impropre à entretenir la vie ; lorsque nous voyons chez nos malades une grande tendance à se refroidir, sans cependant qu'ils en aient conscience, nous croyons utile d'agir à la fois sur l'atmosphère ambiante et sur les voies digestives, en variant les aliments ; nous ne nous contentons pas par exemple de l'usage de la viande, un régime mixte dans lequel les aliments non azotés, dits respiratoires, devront prédominer, nous semble mieux indiqué, au point de vue de la production de la chaleur animale, qui tend à diminuer. Si nous possédons des moyens à peu près certains de guérir les angines diphtéritiques au début, il n'en est pas de même de la diphtérie laryngée épidémique. Nous sommes forcé d'admettre avec tous les observateurs, que, dans certains cas, toutes les méthodes de traitement échouent, nous attribuons les quelques succès obtenus, aux insufflations et aux vomitifs qui, dans l'état actuel de la science, paraissent rallier le plus grand nombre de suffrages.

Il y a très-longtemps que M. Tillé, médecin très-expérimenté, de Sainte-Hermine (Vendée), se loue de l'emploi de ces derniers ; nous sommes convaincu qu'une petite malade de trois ans, que nous regardions comme perdue, a été guérie par l'emploi persévérant du tartre stibié conseillé par ce praticien ; c'est surtout depuis cette époque que nous insistons davantage sur les vomitifs, nous avons adopté l'ipéca joint au tartre stibié, pour les adultes. (Ipéca 0gr 80 et tartre stibié 0gr 05).

Pour les enfants, nous donnons la préférence au sirop d'ipéca trente grammes, additionné de cinq centigrammes d'émétique par cuillerées à café entières ou à moitié pleines, suivant l'âge, toutes les dix minutes, jusqu'à effet produit.

Jamais nous n'avons observé de choléra stibié, les deux faits de ce genre, cités par M. F. Bricheteau, s'étant produits à l'hôpital, sur des enfants débilités, le milieu dans lequel ils ont été observés, peut bien n'y pas être étranger.

Après les insufflations et le traitement interne, nous avons, comme dernière ressource, la trachéotomie, qui, bien que rejetée par MM. Cambrelain et autres, nous paraît devoir rester dans la pratique. Après cette opération nous ne regardons pas comme irrationnel, d'extraire avec une pince les fausses membranes ou les détacher avec un écouvillon sec ou légèrement enduit de solution caustique faible.

Nous éloignons les enfants des maisons atteintes et ne cessons de recommander aux mères de surveiller la gorge, étant intimement convaincu que dans presque tous les cas où l'on pourra surprendre la première apparition des plaques morbides, la guérison sera assurée. Dans les chaumières, dont le sol en terre est imprégné par les liquides rejetés par les patients, nous faisons faire des arrosages avec l'hyposulfite de soude. Dans les villages éloignés nous avons l'habitude de laisser des médicaments, qu'une personne intelligente est chargée d'administrer dès le début des accidents. Nous croyons par ce moyen avoir empêché la propagation de plusieurs épidémies.

CONCLUSIONS

La diphtérie est pour nous une affection générale, dont il faut se hâter de soigner les premières manifestations, si on veut éviter leur extension, leur absorption, qui ne peut qu'augmenter le degré d'infection, dont l'organisme est déjà atteint.

La cautérisation loin de constituer un danger dans le traitement de cette affection, lorsque les exsudats n'ont pas dépassé le pharynx, est au contraire un moyen qui, convenablement employé, donne les meilleurs résultats. Inutile dans la diphtérie générale, il peut devenir nuisible dans la laryngite diphtéritique. Parmi les divers caustiques, il en est qui, en raison des accidents qu'ils peuvent déterminer, doivent continuer à être bannis du traitement de cette affection ; de ce nombre sont les acides concentrés et les escharotiques. Les autres, tels que le nitrate d'argent, le perchlorure de fer, la teinture d'iode, le glycéré de soude caustique, l'acide lactique, l'eau de chaux, le chlorate de soude, le tannin, le carbone, le soufre, l'alun, etc., sont plutôt des modificateurs avantageux des fausses membranes, que de véritables caustiques ; employés selon les règles de l'art, ils ne peuvent donner lieu à aucun accident sérieux.

Tous les praticiens qui ont fait usage de ces divers topiques, dont quelques-uns ne datent que d'hier, n'ont eu qu'à s'en louer, lorsque la maladie n'avait pas encore envahi les voies respiratoires ; quelques-uns paraissent même avoir modifié favorablement les fausses membranes du larynx, de la trachée et des grosses bronches.

Les accidents reprochés au nitrate d'argent, tels qu'empoisonnement, production de pseudo-membranes, etc., ne gisent que dans l'imagination de l'auteur qui croit les avoir découverts ; employé en poudre ou en dissolution par plusieurs générations de médecins depuis un demi-siècle, il a rendu trop de services, pour que les arguties des rhéteurs les plus habiles puissent le faire proscrire.

Les vapeurs de sulfure de mercure préconisées par M. Abeille, ne paraissent pas avoir obtenu l'assentiment des médecins : MM. Bastard, F. Bricheteau et Adrian, qui ont expérimenté ce mode de traitement, vont même jusqu'à nier la présence du sulfure de mercure dans les vapeurs qui se dégagent ; elles ne peuvent donc rendre plus de services que les vapeurs humides adoptées autrefois par Reil, et conseillées depuis par d'éminents praticiens.

Le copahu, le cubèbe avec lesquels M. Trideau a obtenu de si beaux succès dans la diphtérie bornée à la gorge, ne pourront certainement pas être administrés chez tous les sujets.

L'extrait de cubèbe dont s'est servi M. Constantin, Paul, à l'hôpital Sainte-Eugénie, dans un cas suivi de guérison, paraîtrait d'une administration plus facile.

L'eau froide vantée par M. Macferlane qui en fait usage depuis 1843 dans l'Ohio et employée dernièrement par M. Kuhn, de Strasbourg, concurremment avec les cautérisations, ne sera pas adoptée par la majorité des praticiens comme moyen unique de traitement.

La glace préconisée par un médecin de la Havane, ne peut rien contre les cas graves de laryngite pseudo-membraneuse ; six faits suivis de mort, en mai et juin 1868, malgré l'emploi de ce moyen thérapeutique, nous autorisent à émettre cette opinion. Le jus de citron ne nous a pas donné de meilleurs résultats.

L'affection décrite par M. Lasègue sous le nom de diphtéroïde, n'est autre chose que la diphtérie, limitée à l'arrière-gorge, mais il ressort pour nous du travail de ce savant professeur, cette donnée déjà formulée : que les affections pseudo-membraneuses, n'ayant pas franchi la glotte, offrent en général peu de gravité et peu de tendance à envahir l'arbre aérien, surtout lorsque dès le début elles sont convenablement soignées. Le traitement adopté par M. Lasègue, fruit d'une longue expérience, a pour nous plus de valeur que celui que préconisent les détracteurs des cautérisations.

Dans la diphtérie du larynx, les vomitifs répétés, les insufflations de nitrate d'argent, ou mieux de tannin, nous paraissent tenir le premier rang parmi les agents thérapeutiques dont fourmillent les recueils périodiques, puis viennent le perchlorure de fer à l'intérieur, le chlorate de soude, les vapeurs humides.

Comme ressource ultime, s'il y a menace d'asphyxie, si l'on suppose qu'il n'y a pas encore infection générale, la trachéotomie, puisqu'il est incontestable que, lorsqu'on y a recours dans ces conditions, cette opération donne encore une guérison sur quatre.

Comme adjuvant après la trachéotomie on pourra essayer l'acétate de potasse à l'intérieur, préconisé tout dernièrement par un médecin de Bordeaux. Au risque de nous répéter, nous insisterons en terminant sur l'importance capitale en temps d'épidémie, de surprendre les premières plaques de diphtérie, c'est le seul moyen d'en amoindrir les ravages; de même que dans le choléra, en arrêtant la diarrhée prémonitoire on l'empêche de se déclarer, de même, dans les épidémies de diphtérie, si on attaque la maladie dès le principe, on arrête son développement.

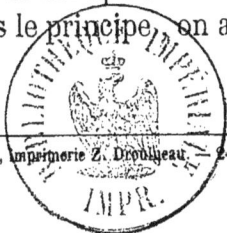

La Rochelle, imprimerie Z. Drouilleau. — 2-1870.

www.ingramcontent.com/pod-product-compliance
Lightning Source LLC
Chambersburg PA
CBHW032255210326
41520CB00048B/3999